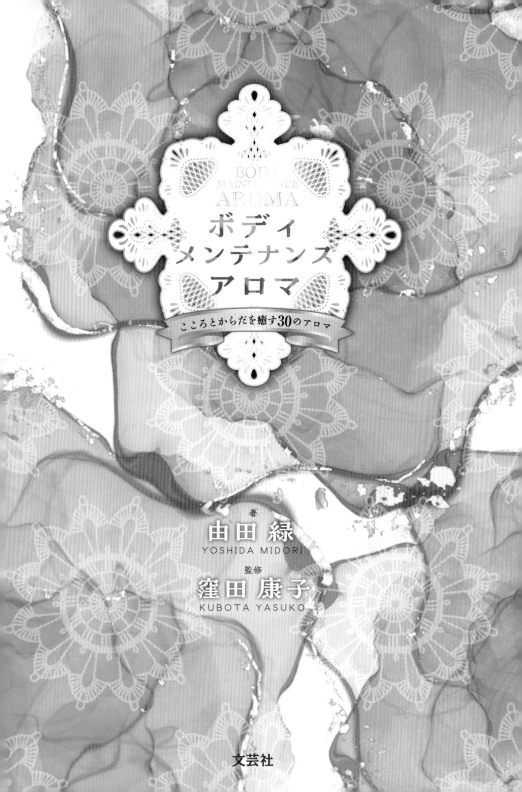

BODY
MAINTENANCE
AROMA

ボディ
メンテナンス
アロマ

こころとからだを癒す30のアロマ

著
由田 緑
YOSHIDA MIDORI

監修
窪田 康子
KUBOTA YASUKO

文芸社

Prologue

生まれるとき母のおなかの中で一度、仮死状態になった。
その後の懸命な処置の末、
なんとか助かってこの世に生まれ出ることができた。
しかし、それからも体は丈夫ではなく、
ほかの子どもより病気にかかりやすかった。
そんな子どもを持った親は、病院のそばに家を買った。
そのために病院へは歩いて30歩ほどの近さ。
大人になってもみんなより踏ん張れない。
気持ちより体の方が先に壊れてしまう。

「体にいい」と聞けば、ありとあらゆるものを試してみた。
そんなとき、アロママッサージに出合った。
なんていい香り…癒される…なんかいい感じ。
「もっと知りたい」とアロマ教室に通い始めた。
体が中から浄化されるような安心感があった。
「癒しや体の悩みを抱えている人に
アロマへの入り口として知ってもらえたら…」と
教室の窪田先生と、身近で親しめるアロマについて書き始めた。

アロマで幸せを感じられ、ゆったりとした気持ちになって、
余裕が持てる生活ができるような手助けができればと思う。

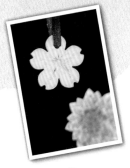

CONTENTS

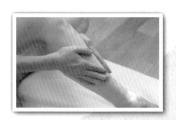

CHAPTER 1

魅惑のアロマ

30種

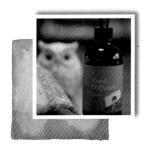

作製物についての注意

　作製物はあくまでご自身で使用するために自己責任のもと作製するものであり、不特定多数の方を目的に作製しないでください。知り合いや友人にプレゼントをする場合には、「作製日、使用期限の目安、精油名、滴数」などを書いたラベルを貼るとよいでしょう。

　また、作製物には防腐剤を使用していませんので、下記の期限を目安に、におい、色、形状などの異変に注意してご使用ください。

・パック類…できるだけその日のうちに使う。
・水溶液で希釈（スプレー類、化粧水など）…2週間を目安に。
・水溶液の少ないもの（クリームなど）…1か月を目安に。
　また、夏場は冷蔵庫に保管することをおすすめします。

イランイラン
〜タイムスリップ〜

　葉のような香りもしますが、古（いにしえ）から時が止まったかのような次元に引き込まれる感覚になります。日頃、進み続ける情報社会に身を置いている私たちに、少し立ち止まってゆっくりとした時間をくれる精油です。

　香りが強めなので、柑橘系の精油とブレンドすると爽やかさがプラスされて、すっきりとした香りになり気持ちが軽くなります。

　産地はインドネシアなどで、エキゾチックな香りが異性を引き付ける媚薬と言われているため"勝負香"として香水としての人気も高いです。女性的なエネルギーを取り込みたいときに効果を発揮してくれるでしょう。

　鎮静作用があることから、睡眠を促し、日頃の緊張感からくる不安や恐怖感のストレスやイライラなど、心のとんがりを丸くしてくれます。

　女性ホルモンの調整を担ってくれる役割もあるので、若返りの効果として、肌を潤し、気になる脱毛や頭皮の皮脂バランスにも役立ちます。

和　名：イランイランの木	産地の例：マダガスカル、インドネシア
学　名：*Cananga odorata*	抽出部位：花
科　名：バンレイシ科	精油製造法：水蒸気蒸留法
種　類：高木	

【PRODUCT】
ヘアワックス&ヘアクリーム
〜かおりを纏う〜

材料
各25mℓ
容器分

Ⓐ
- 植物油（カメリアオイルなど）…各5mℓ
- シアバター…各3g
- ミツロウ…各1g
- パーム乳化ワックス…4g（ワックスの場合）、2g（クリームの場合）

Ⓑ
- 精製水…15mℓ（ワックスの場合）
- 芳香蒸留水…15mℓ（クリームの場合）
- イランイランの精油…各5滴

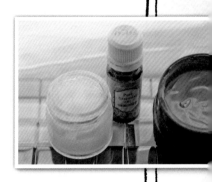

作り方

① Ⓐの材料をビーカーなどに入れ、湯煎して溶かす。
② Ⓑを別のビーカーなどに入れ、湯煎して溶かす。
③ ①、②がだいたい80℃くらいに温まったら、湯煎からおろして②を①に注ぎ、捧で手早く混ぜる。
④ ③に精油を入れ、さらに泡立て器でムース状になるように混ぜる。
⑤ 容器に入れ、作製日や使用した精油などを明記したラベルをつける。

- -

ヘアシャンプー&ヘアリンス
〜緊張をほぐす〜

材料
各100mℓ
容器分

- 無香料シャンプー剤と無香料リンス剤…各100mℓ
- イランイランの精油…各5滴

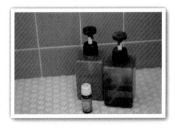

作り方

① シャンプー剤とリンス剤それぞれに精油を入れ、よく混ぜる。
② 作製日や使用した精油などを明記したラベルをつける。

カモミールジャーマン

～休息のための～

　香りの道をたどると、時間をさかのぼって過去や幼少の頃の自分にたどりつくような時間旅行ができる、奥の深い香り。自分の存在を再確認するためのツールとして使ってみるのも効果的です。

　のどの奥に刺激が残る感じがありますが、そのあとは呼吸が楽になる感覚があります。また、皮膚のかゆみや炎症の悩み、乾燥肌などに、基材と合わせて入浴剤やローションなどでのケアはいかがでしょうか。薬のような香りが、脳内にもプラス作用が働きます。

　また、古代から「おなかの治療薬」としても知られていて、胃壁を修復してくれたり、消化促進などの作用があります。食べ過ぎたときや腹痛には、ハーブティーとして、カモミールの茶葉とローズヒップなどの酸味のあるハーブとのブレンドが飲みやすいでしょう。

　妊娠初期の使用は避けてください。キク科、ブタクサアレルギーの方は注意が必要です。濃度にも注意してご使用ください。

和　名：ジャーマンカミツレ	産地の例：ハンガリー、モロッコ、エジプト
学　名：*Matricaria recutita*	抽出部位：花（半乾燥）
科　名：キク科	精油製造法：水蒸気蒸留法
種　類：草木	

ハンドミル・ソープ（手で挽いて作る石けん）

〜乾燥肌に〜

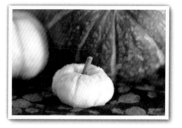

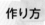

材料
石けん1個分

・石けん素地（無香料の石けんをおろし金で細かくしても良い）…100g
・ハーブチンキ、ハーブ液、ハチミツ、精製水などどれかお好みで…20〜30㎖
・カモミールジャーマンの精油…10滴

作り方

① 袋に石けん素地と必要な液を入れ、袋の口を閉じてよくもむ。
② 石けんが1つにまとまり、耳たぶくらいになるまで調整したら、精油を入れ、軽く混ぜる。
③ 手で丸めその後かぼちゃ形にする。
④ 表面が乾いてきたら、竹べらなどで筋を入れる。
⑤ 5〜7日ほど乾燥させる。

＊お好みで色付けをしても、小枝を刺しても良い。

- -

手指消毒用ボトル

〜香りも落ちつく〜

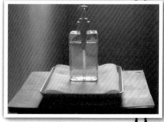

材料
100㎖容器分

・市販の消毒用エタノール（ジェルタイプでも良い）…100㎖
・カモミールジャーマンの精油…2滴

作り方

① 消毒用エタノールに精油を入れ、よく混ぜる。
② 作製日や使用した精油などを明記したラベルをつける。

＊全体が少し黒っぽくにごるが、使用するうえで問題はない。

カモミールローマン
～女性の味方～

リンゴの香りと似ている精油として知られています。香りが強いので、少量の使用でいいでしょう。

甘さの中に視界が広がる清々しい香りで、海や空を連想させてくれます。そしてそのあとには、土や粘土の香りが残ります。はじめはスッキリとした香りですが、どんどん濃厚な香りに変化して、いろいろな香りで楽しませてくれる精油です。

気持ちがモヤモヤしたときなどは、どこか遠いところにワープさせてくれる感覚になって、ストレスダメージを軽くしてくれます。心が落ち着いてくるので、安眠効果も期待されます。

また、体を温める作用もあるため、冷えからくる肩こりや頭痛、さらに女性特有の不調やアレルギー性鼻炎などにも活用されます。じんましんやアトピー性皮膚炎などのかゆみの緩和にも役立ちます。

ブレンドはラベンダーやゼラニウム、ネロリ、レモンなどの柑橘系、ローズウッド、ティーツリーなどと相性がいいです。

和　名：ローマカミツレ　　　　産地の例：ドイツ、フランス、モロッコ

学　名：*Anthemis nobilis*　　　抽出部位：花

科　名：キク科　　　　　　　　精油製法：水蒸気蒸留法

種　類：多年草

10

【Product】

リップクリーム

～スッキリとした香り～

材料
1本分

・10mℓのスティック容器
A
・植物油（ホホバオイルなど）…5mℓ
・シアバター…1g
・キャンデリラワックス…1g
・芳香蒸留水（ローズなど）…3mℓ
・カモミールローマンの精油…1滴

＊色付けするときは食用色素を使用する。

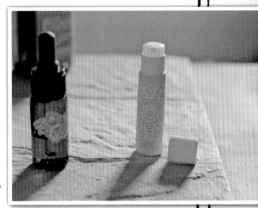

作り方

① ビーカーなどにAを入れ、湯煎する。

② 溶けたら湯煎からおろして、芳香蒸留水を少しずつ入れ、その都度よく混ぜる。

③ 精油を加え、さらに混ぜてスティック容器に入れる。室温が低いときはすぐに固まってしまうので、精油はあらかじめ容器に直接入れておいても良い。

④ 作製日や使用した精油などを明記したラベルをつける。

- -

美容液

～かゆみも緩和～

材料
10mℓ容器分

・植物油（ローズヒップオイル…3mℓ、ホホバオイル…7mℓ）
・カモミールローマンの精油…2滴

作り方

① ガラス製の容器に2種類の植物油を入れ、そこに精油を入れてよく混ぜる。

② 作製日や使用した精油などを明記したラベルをつける。

クラリセージ
〜幸福感に包まれる〜

　フローラルな"いい香り"とは言いがたいが、ポテンシャルが高く、使用幅が広い精油。植物と化学物質の混ざったような香り。

　重苦しい中にいざなわれるような、時間の流れが遅く感じられる感覚に包まれ、長い眠りにつけるような気分になるので、不眠症の方は試してみてほしい精油。自分と対話しながら、不安や緊張が取り払われていく感覚になります。

　女性特有のイライラや情緒不安定なとき、ディフューザーとして使用すると効果的。体の不調によっては逆に不快に思うこともあるので、自分がどんなときにどのような効果があるのか掘り下げてみるのも、自分を知るきっかけになります。

　妊娠中の使用は避けてください。使用後のアルコール摂取も控えてください。

和　名：オニサルビア	産地の例：フランス、イタリア、ロシア
学　名：*Salvia sclarea*	抽出部位：花と葉
科　名：シソ科	精油製造法：水蒸気蒸留法
種　類：草木	

【Product】
とろみのある化粧水
〜これ1本で強い味方〜

材料
100ml容器分

- キサンタンガム…小さじ1/2
- 精製水…50ml
- 抽出油（ホホバオイル＋ペパーミントハーブ）…5ml
- ハーブチンキ（ウォッカ＋アロエの葉）…10ml
- グリセリン…15ml
- 芳香蒸留水（ローズ）…20ml
- クラリセージの精油…5〜10滴

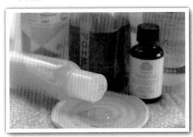

作り方

① キサンタンガムを紙コップに入れ、精製水を少し入れて粉を膨らませる。

膨らんだら、さらに精製水を混ぜながら入れ、ダマにならないようにかき混ぜる。

② 別の紙コップに抽出油、ハーブチンキ、精油を入れ、よく混ぜる。

③ ②を①に入れ、グリセリン、芳香蒸留水を加え、少し白っぽくなるまでよく撹拌する。

④ 容器に入れ、作製日や使用した精油などを明記したラベルをつける。

- -

デスクワーク時の芳香浴
〜仕事もはかどる〜

材料

- 自然気化式デスク加湿器やシート
- 精製水、飲料水、エタノールなど…適量
- クラリセージの精油…1〜5滴

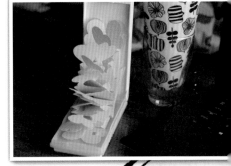

作り方

①容器の下部に水などと精油を入れ、上にシートを置く。

グレープフルーツ
～ボディメイク～

その名の通り、グレープフルーツの皮の苦みや果肉のさっぱり感を連想させる精油。むくみやセルライト、冷え症に効果があると言われ、女性が群がるのもうなずけます。お風呂上がりにハンドメイドのマッサージオイルでマッサージするモデルさんもいるとか。体型維持に役立つ精油としてかかせないオイルになっています。

スイートオレンジなどの柑橘系の精油と組み合わせれば、新種の果物に出合ったような感動が。

ただ、この精油には皮膚刺激と光毒性があるので、使用直後には紫外線に当たらないように注意する必要があります。

また、胃のむかつきや二日酔いの朝の頭痛や吐き気などの不快感からの回復を早めたり、デオドラント作用もあるので、お酒のにおいが気になるときにも役立ちます。

抗菌作用があることが認められていることから、脂性の肌の方やニキビケアなどにも使われています。

和　名：グレープフルーツ	産地の例：アメリカ、イスラエル、ブラジル
学　名：*Citrus paradisi*	抽出部位：果皮
科　名：ミカン科	精油製造法：圧搾法
種　類：高木	

アロマネックレス

～香りを身につける～

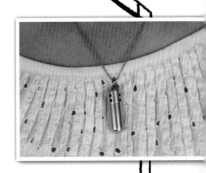

材料
・コットン・シートなど…適量
・グレープフルーツの精油…1滴

作り方
① コットンなどに直接精油をたらし、
　ペンダントの中に入れる。

メルトアンドポア石けん

～抗菌作用にも期待～

材料
1個分
・メルトアンドポア石けんの素…60g
・くちなしの実…1個
・精製水…適量
・グレープフルーツの精油…10滴

作り方
① くちなしの実をひたひたの量の精製水に浸け、色出しをする。
② メルトアンドポア石けんの素10gを容器に入れ、湯煎か電子
　レンジにかけて溶かす。
③ ①を②に入れて色付けをし、シリコン型などに流し入れる。

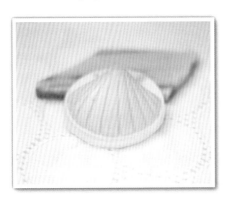

④ メルトアンドポア石けんの素
　50gを湯煎か電子レンジにか
　けて溶かす。
⑤ ④の粗熱がとれたら精油を入
　れて混ぜ、③が固まったのを
　確認してから、③の上に流し
　込む。
⑥ 固まるまでおき、取り出して、
　風通しの良いところで5～7
　日ほど乾燥させる。

サイプレス
～天に向かってまっすぐ～

　イトスギの和名で知られるサイプレスは、天に向かってどこまでも伸びていくような鋭い樹先に神秘を感じる木から抽出されます。木の香りの中に清涼感も併せ持っていて、木の見た目からは想像できないような軽さのある香りです。

　デオドラントに効果的で、汗ばむ季節や運動のあとに、ボディローションとして使用するのがおすすめ。また、興奮状態のときや気分が落ち込んだときなど、心をフラットにし、冷静さを取り戻して、本来の自分に戻してくれるでしょう。

　ラベンダーやクラリセージ、フランキンセンス、カモミールなどとのブレンドが良く、べたついた髪などの頭皮ケアにも効果を発揮してくれます。

　さらに、副交感神経の働きを高める効果で、血液循環が促され、やがて気力が向上します。もうひとふんばりしたいときに取り入れてみては。

　高濃度で使用すると皮膚に刺激がありますので、ご注意ください。また、妊娠初期の使用は避けてください。

和　名：イトスギ

学　名：*Cupressus sempervirens*

科　名：ヒノキ科

種　類：高木

産地の例：フランス、イタリア、スペイン

抽出部位：果実と葉

精油製造法：水蒸気蒸留法

サシェ

〜清涼感のある〜

材料

・15㎝×15㎝くらいの布
　…2枚（ハンカチでも良
　い）
・内袋（お茶パックやガーゼなど）
　…1枚
・中身（ドライハーブ、あずき、コッ
　トンなど）…適量
・サイプレスの精油…適量

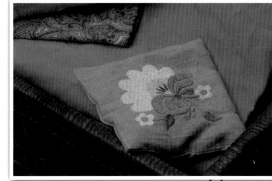

作り方

① 布の3辺を縫う。
② 内袋に中身を詰め、精油を内袋の上からまんべんなく振りか
　ける。
③ ①の中に②を納め、布の1辺を縫って閉じる、または折り返
　す。

＊リネン類を替えるときに精油をつけ直す。季節で替えても良い。

- -

車内芳香浴

〜アロマクリップで〜

材料
アロマクリップ
1個分

・アロマクリップ…1個
・サイプレスの精油…5
　〜10滴

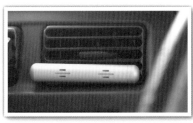

作り方

① 替え芯（ない場合に
　は、7㎝の長さの棒
　にティシュやコットンを巻き付けた物）に精油を浸み込ませる。
② 本体に①をセットし、車のエアコンの送風口に挟む。

サンダルウッド
〜思い出に浸る〜

　日本では「白檀」として親しみのある精油で、どこか懐かしい草木の香り。瞑想に入るとき部屋をこの香りで満たすと、より集中力が高まります。夜間の勉強や仕事で集中したいときにはおすすめしたい精油。逆に昼間は、甘い香りの精油とブレンドすると気品高い香りになります。緊張やストレスで精神疲労を抱えている方は、心が鎮まり、乱れた心を落ち着かせてくれます。

　古くから線香の原料となっていて、アジアではなじみ深く、邪気を払ってくれるなど心の強い味方となります。また、のどの不調や呼吸器系にはたらきかけるので、入浴後にホホバオイルと混ぜて体に塗って、安眠を誘いましょう。

　また、肌の皮脂分泌のバランスも調整してくれるので、オイリー肌と乾燥肌が気になる方はローションとして使用するのがおすすめです。セルライトにもオイルでマッサージが効果的。月経痛、膀胱炎、腹部の膨満感、下肢のむくみ、痔などにも使用されます。

　妊娠初期の使用は避けてください。鎮静作用があるため、重度のうつ状態には気持ちが沈みすぎることがあるので注意してください。

和　名：白檀（ビャクダン）　　　産地の例：インド、オーストラリア

学　名：*Santalum album*　　　抽出部位：木部（心材）

科　名：ビャクダン科　　　　　　精油製造法：水蒸気蒸留法

種　類：高木

【PRODUCT】

香りの練香

〜思わず手を合わせたくなる香り〜

材料
2個分

- ・白檀粉末…小さじ1
- ・たぶ粉…小さじ1
- ・炭粉（または炭をおろし金で削る）…適量
- ・水…少々
- ・サンダルウッドの精油…2滴
- ・香灰、炭（練香の使用時）

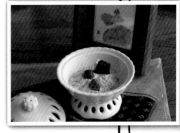

作り方

① ガラス容器または紙コップに白檀粉末とたぶ粉を入れる。

②①に、好みの色になるように炭粉を加える。

③ 水を加えながら練り、耳たぶくらいの柔らかさになったら精油を加える。

④ さらによく練り、手で丸める。

＊火をつけた炭を香灰の中に浅く埋め、そのそばに練香を置く。使用時は、炭に火がついているのでふたをし、引火などに注意する。

＊写真奥の練香は、炭粉多めでハチミツ入り。

＊白檀、たぶ粉などはお香専門店で購入できる。

- -

爪クリーム

〜入浴後のマッサージに〜

材料
20mℓ容器分

Ⓐ
- ・キャンデリラワックス…1g
- ・ホホバオイル…10mℓ
- ・シアバター…5g

- ・サンダルウッドの精油…4滴

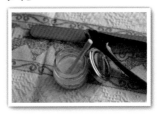

作り方

① ガラス容器または紙コップにⒶを入れ、湯煎する。

②①が溶けたら湯煎からおろし、粗熱がとれたら精油を入れる。

③ 容器に入れ、作製日や精油などを明記したラベルをつける。

ジャスミン
～イメージと真逆～

　白く可憐な花からイメージする香りを連想すると、とたんに裏切られて、力強さを感じる香り。まさに、かわいい外見とは似ても似つかない、内面に強い意志を秘めた女性のよう。

　用途としては、不安を感じて自分に自信を持ちたいときに。

　リラックス効果のある精油のように癒される感じはないので、元気な人が使用すると、ちょっと攻撃的になってしまいそうなのでお気をつけください。

　しかし、女性特有のホルモンバランスの乱れや出産時にも使える数少ない精油でもあります。産後のうつなどにも上手に使用すれば、精神の安定に役立ってくれるでしょう。

　働く女性には、ライバルが成績を上げてきて負けたくないとき、仕事でもうひとふんばりしたいときに、闘争心をかきたててくれて強い味方になってくれます。

　まさに女性と共に生きてくれる精油です。

和　名：ソケイ、オオバナソケイ	種　　類：常緑低木
学　名：*Jasminum grandiflorum,* *Jasminum officinale*	産地の例：フランス、エジプト、モロッコ
	抽出部位：花
科　名：モクセイ科	精油製造法：有機溶剤法・冷浸法

【PRODUCT】
アロマクラフト
〜香りのインテリア〜

材料

- パラフィンワックス
  …50g
- 色付け用クレヨン（削ったもの）または専用の染料…適量
- ジャスミンの精油…20滴
- お好みの飾り物（ビーズ、レジン作製物、押し花、リボンなど）…適宜

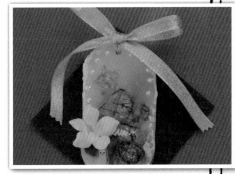

作り方

① 上部を切った牛乳パックなどにワックスを入れ、湯煎をして溶かす。クレヨンなども入れて色付けをする。

② 溶けたら湯煎からおろして、粗熱をとり、精油を入れる。

③ シリコン型などに入れ、表面が少し白くなりだしたら、用意した飾り物を、バランスをみながら押し込むように入れ込む。

④ 乾燥したら、穴にリボンを通す。

＊ 型に穴がない場合は、ストローを固定してワックスを流す。

まったりスプレー
〜帰宅後、自分に戻るのにぴったり！〜

材料

- 無水エタノール…5㎖
- ジャスミンの精油…5滴

作り方

① 無水エタノールに精油を加える。

② 容器に入れ、作製日や使用した精油などを明記したラベルをつける。

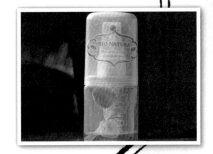

ジュニパーベリー
〜リフレッシュには〜

　フルーティーな透明感のある香りのする、さまざまに使用可能な精油。ジンの香り付けとして有名。

　頭をスッキリとさせてくれる感覚があり、仕事や勉強で行き詰まったときなどに、気分を変えるのに効果を発揮してくれます。

　消臭効果もあるので、部屋のよどんだ空気を変えるのにもいいでしょう。

　デオドラントにも優れており、スポーツ後や体臭が気になるときにスプレーするのも効果的。柑橘系の精油とのブレンドで、さらに爽やかな香りになります。

　古くは薬草として人々に用いられ、殺菌や消毒作用がニキビ肌や吹き出物にも効果をもたらします。さらにデトックス作用により、利尿や老廃物を出して、むくみの予防やダイエットにも味方してくれる、女性におすすめの精油です。

　癖の強くない爽やかな香りのため、ウッディ系、柑橘系のどちらのブレンドでもよく合うので幅広く使用することができます。

　肝臓疾患のある方や妊娠中は使用できません。

和　名：セイヨウネズ、トショウ	産地の例：ハンガリー、フランス、イタリア
学　名：*Juniperus communis*	抽出部位：果実
科　名：ヒノキ科	精油製造法：水蒸気蒸留法
種　類：低木	

【PRODUCT】
スクラブ入りパック
〜吹き出物に〜

材料
1回分

・オートミール…小さじ1
・クレイ（モンモリオナイト）…大さじ1
・芳香蒸留水…小さじ4
・ジュニパーベリーの精油…1滴

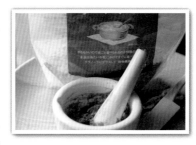

作り方

① 乳鉢にオートミールを入れ、パウダー状にする。

② ①にクレイを入れてよく合わせ、芳香蒸留水を少し入れて粉類を膨らませる。

③ さらに残りの芳香蒸留水を入れ、乳棒でよく練る。

④ 精油を加えてさらに練る。

＊目や口のまわりを避けて顔全体に塗り、3〜5分おき、ぬらしたコットンで軽く拭き取ってから洗い流す。その日のうちに使い切る。

- -

枕にスプレー
〜消臭効果も〜

材料
30ml容器分

・無水エタノール…20ml
・精製水…10ml
・ジュニパーベリーの精油…6滴

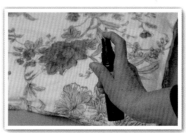

作り方

① 容器に無水エタノールと精油を入れてよく振る。

② 精製水を加え、さらによく振る。

③ 作製日や使用した精油などを明記したラベルをつける。

スイートオレンジ
〜オレンジをこよなく愛する方に〜

　オレンジをカットしたときの香りが広がって、嗅覚を刺激します。オレンジから抽出される精油として、果実の皮からは「オレンジ」、花からは「ネロリ」、葉からは「プチグレン」と、すべてが精油になります。

　気分が落ち込むなどの精神の疲労を感じたときは、この精油で、夏の大空の下にいるような解放感や爽快感を味わうことができます。精神を解放してエネルギーをチャージしましょう。

　胃から下の不調に効果を発揮するので、精神的な不調から便秘や下痢、食欲不振などの身体の不調に至ってしまった場合などには、この精油を試してみてください。

　オレンジには汚れを落とす効果があり、キッチンまわりのお掃除に効果抜群です。お掃除のあとにオレンジの清々しい香りが広がります。使用期限が切れてしまった精油などは、お掃除に使えば捨てずに最後まで使いきることができます。

和　名：アマダイダイ	産地の例：イタリア、スペイン、ブラジル
学　名：*Citrus sinensis*	抽出部位：果皮
科　名：ミカン科	精油製造法：圧搾法
種　類：常緑高木	

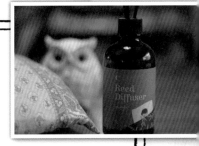

【PRODUCT】
ディフューザー
〜睡眠導入〜

材料
・無水エタノールまたは精製水…20㎖
・スイートオレンジの精油…2滴

作り方
① 無水エタノールまたは精製水に精油を加える。

＊枕元に置き芳香浴を楽しむ。ラベンダーの精油とブレンドしても。

- -

オレンジの洗剤
〜お部屋もピカピカ〜

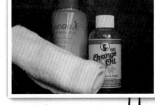

材料
・オレンジの洗剤…250㎖
・スイートオレンジの精油…12滴

作り方
① オレンジの洗剤に精油を加える。

＊汚れのひどいものには10倍に、ペットがいる場合には100倍
に薄めて、木製家具などの汚れをふき取る。その後、さらにオレ
ンジオイルを布にしみ込ませたもので磨くと、オイルがしみ込み、
傷や汚れから保護してくれる。

- -

【COLUMN】　〜ミルラは究極のベースノート〜

　あまりなじみのない精油だが、太古の時代から変わることのない大地を感じさせ
る厚みと独特な存在感を放つ香りは、古には祭礼などに使われていたのだろうと容
易に想像できる。ミルラの精油は、単独で使用するよりも、究極のベースノート
（保香剤）として他の香りを長く保つために使用することが多い。殺菌作用に優れ
ているため、古代ではミイラ作りに使われるなど実用性にも事欠かず、じくじくし
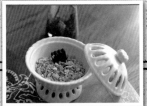た治りの遅い傷や肌の乾燥や炎症、口内炎や歯肉炎
にも用いられる。また、ストレスなどからくる咳や
痰、気管支炎の症状緩和にも効果的。

スイートマジョラム
〜自律神経には〜

　柑橘系より少し甘みのある香りで、控え目な女性らしさを感じます。どのブレンドにも合いそうですが、特にラベンダー、サンダルウッド、ネロリ、フランキンセンスなどと相性がいいです。とても心が落ち着いてきて、ずっと嗅いでいたいと思わせてくれる精油です。

　肩こりなど、筋肉の痛みに悩まされている方におすすめです。寝る前に部屋にスプレーしたり、コットンにしみ込ませて枕元において安眠対策にも。

　便通が乱れがちな方には、クリームを手にとり、おなかに塗ってゆっくりと円を描くように動かします。足などがつりやすい方はトリートメントオイルでマッサージします。脂性肌でお悩みの方には、抗真菌作用・抗菌作用があるのでニキビ予防に。また、水虫のケアにも。

　ストレスから胃腸の不調、血液循環の悪化から肩こりへ、最終的には体の不調へとつながっていきます。そんなスパイラルは断ち切りましょう。

　妊娠初期の使用は避けてください。

和　名：マヨナラ	産地の例：エジプト、チュニジア、スペイン
学　名：*Origanum majorana*	抽出部位：花と葉
科　名：シソ科	精油製造法：水蒸気蒸留法
種　類：低木、多年草	

【Product】
花模様の石けん
〜甘い香りの〜

材料
1個分

・メルトアンドポア石けんの素（ホワイト）…80g
・メルトアンドポア石けんの素（クリア）…30g
・食用色素（赤）…適量
・スイートマジョラムの精油…10滴

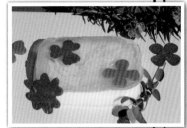

作り方

① 石けんの素（クリア）20gを耐熱容器に入れ、湯煎して溶かす。

② 湯煎からおろして、①に耳かき半分くらいの量の食用色素を入れる。量は、色を見ながら調節する（石けんホワイトと混ぜるとピンク色になる）。

③ ラップを敷き、②を薄くのばし、固まったら花びらの形に型抜きをする。

④ 石けんの素（ホワイト）を耐熱容器に入れ、湯煎して溶かす。

⑤ ④の粗熱がとれたら、精油を入れてよく混ぜ、シリコン型などに流し込む。

⑥ 石けんの素（クリア）10gを、湯煎して溶かす。

⑦ ⑤の表面が固まってきたら③の花びら形の石けんをのせ、さらに⑥を上からかける。

⑧ 全体が固まったら型から出し、表面の水分を拭きとりながら5〜7日乾燥させる。

呼吸と共に（芳香浴）
〜スパイシーな愛の喜び〜

材料

・アロマライト、ディフューザーなど香りを拡散するもの
・スイートマジョラムの精油　使用する機器の用法に従って1〜5滴

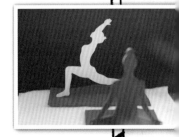

作り方

① 使用する機器の用法に従って精油を入れる。

ゼラニウム
〜女性のアロマ〜

✕

　バラを思わせる中に、フルーツのような甘い香りのする精油。パルマローザにも似た香り。香水やボディオイル、虫よけスプレーには欠かさずブレンドします。

　嫌味のない万人受けする香りで、色に例えるとまさしくピンク。女性なら落ち着いた気持ちになれるので「ストレスが溜まっているなぁ…」「癒されたい…」と思ったときは、蒸しタオルに数滴垂らし、顔にあてれば毛穴も開いてお肌も潤ってきます。

　ブレンドした場合、他の精油を引き立てて品のある香りになりますが、ゼラニウム単品の使用でも十分に香りを楽しむことができます。

　更年期の情緒不安定、デトックス、月経痛、月経不順など、女性特有の症状に使われることが多く、ホルモンや自律神経のバランスの調整に一役かってくれます。

　お肌のお手入れにはオールマイティに使用できます。シミ、しわの予防にローションなどを作ってみては。

和　　名：ニオイテンジクアオイ

学　　名：*Pelargonium graveolens, Pelargonium asperum*

科　　名：フウロソウ科

種　　類：草木（多年草）

産地の例：マダガスカル、レユニオン島、エジプト、中国

抽出部位：花と葉

精油製造法：水蒸気蒸留法

【Ｐʀᴏᴅᴜᴄᴛ】

オーデコロン

〜１本でオールマイティ！〜

材料
20㎖容器分

・無水エタノール
　…５㎖
・精製水…15㎖
・ゼラニウムの精油
　…20滴

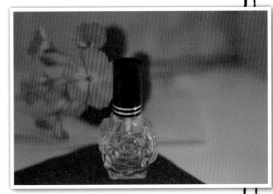

作り方

① ガラス容器に無水エタノールと精油を入れ、よく混ぜる。

②①に精製水を加え、よく振る。

③ 製造日や使用した精油などを明記したラベルをつける。

虫よけスプレー

〜いい香りの〜

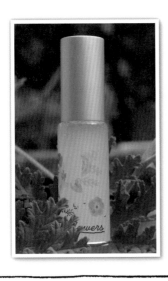

材料
30㎖容器分

・無水エタノール…５㎖
・精製水…25㎖
・ゼラニウムの精油…６滴

作り方

① ガラス容器に無水エタノールと精油を入れ、よく混ぜる。

② 精製水を入れ、全体をよく振って合わせる。

③ 作製日、使用した精油などを明記したラベルをつける。

ティーツリー
～まずは香りを嗅いでみて♪～

樹木の香りでもあり、柑橘類の香りでもあり、葉っぱの香りもする、全てが集まったような香り。この香りは鼻だけにとどまることなく脳まですっきりと抜けていくのがわかります。

外出ができないとき、ティーツリーの香りでお部屋を満たせば、大自然の中にいるような気分になれます。

香りもさることながら、抗菌力が自信の精油。用途には事欠かず、リラックス、虫よけ、抗菌、抗真菌、ストレスなどなど。そのため、香りよりも実用的な精油として重要視されることが多いです。

スプレーにして虫よけや消臭に、クリームは手や足などボディのケアに、また、ドッグケア商品にも配合されています。

お掃除には重曹と水と合わせた液で家具などを拭いたり…。

抽出部位は葉にもかかわらず、スッキリとした爽快感が広がり、心落ち着く香りです。実用的でもあり、香りも落ち着いているので、いつも携帯していたい精油です。

和　名：ゴセイカユプテ　　　　　産地の例：オーストラリア、ジンバブエ

学　名：*Melaleuca alternifolia*　　抽出部位：葉

科　名：フトモモ科　　　　　　　精油製法：水蒸気蒸留法

種　類：低木

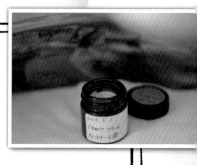

【PRODUCT】
万能ワックス
～抗菌作用も～

材料
25㎖容器分

・ミツロウ…3g
・植物油（ホホバオイル）…大さじ1（15㎖）
・ティーツリーの精油…5滴

作り方

① 耐熱容器にミツロウとオイルを入れ、湯煎する。
② 完全に溶けたら容器に移し、まわりがうっすら白くなってきたら精油を入れ、すばやく混ぜる。
③ そのままおき、冷えたらふたをして、ラベルをつける。

- -

石けん
～プレゼントにも最適～

材料
1個分

・無添加石けん…1個（粉石けんでも良い）
・ハーブ抽出液またはハーブチンキ…20㎖
・精製水…60㎖
・ティーツリーの精油…15滴

作り方

① 固形の石けんをおろし金で細かく削る。
② 密閉ビニール袋に①とハーブ抽出液、精製水を加え、袋の口を閉じ、ビニール袋の上から手で揉みほぐす。全体が柔らかくなるまで練る。

③ 一つにまとめてビニール袋から取り出し、精油を入れ、もう一度練って、形を作る。
④ 5〜7日ほど日陰で乾燥させる。

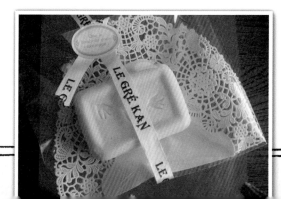

31

ネロリ
〜柑橘好きに〜

　柑橘の苦さと爽快感に包まれる香り。柑橘系の精油の中でも、大人なイメージが漂ってきそう。森の中で1本のオレンジの木を見つけ、その実を食べたときのような新鮮さが感じられます。

　そんな精油の役割は、仕事のストレスなどでやる気が出ないとき、気持ちのリセットへと向かわせてくれます。

　不安や悲しみ、つらい感情によって吐き気や口の渇きなどの体の不調が現れたとき、お風呂に垂らしたり、マッサージオイルにブレンドしたりして使ってみてください。

　また、肌の老化や敏感肌の方、オイリー肌、シミ、そばかすが気になる方にも効果的です。

　もともと胃腸の不調に働きかける精油なので、内臓からくる肌のトラブルも整えることができます。お子様や思春期の方にも十分使用できるので、神経性の下痢でお悩みの方は試してみてください。

　ブレンドマッチは、ローズオットー、メリッサ、サイプレス、プチグレンなど。

和　　名：ダイダイ	産地の例：フランス、モロッコ、イタリア
学　　名：*Citrus aurantium*	抽出部位：花
科　　目：ミカン科	精油製造法：水蒸気蒸留法
種　　類：高木	

ボディジェルクリーム
〜夜に使用〜

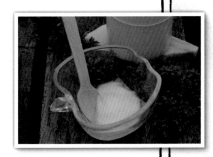

材料
50㎖容器分

・キサンタンガム…小さじ1/2
・精製水または芳香蒸留水…40㎖
・植物油（ホホバオイルまたはスイートアーモンドオイル）…10㎖
・ネロリの精油…10滴

作り方

① ビーカーなどにキサンタンガムを入れ、精製水または芳香蒸留水を少し入れて粉を膨らませる。膨らんだら、さらに精製水などを混ぜながら入れ、ダマにならないようにかき混ぜる。
② 全体がもったりしたら植物油を入れ、さらにブレンダーなどでしっかりと混ぜる。
③ 精油を入れて、混ぜる。
④ 容器に入れ、作製日や精油などを明記したラベルをつける。

＊撮影用に食用色素で色付けしています。

- -

トリートメントオイル
〜心もゆったり〜

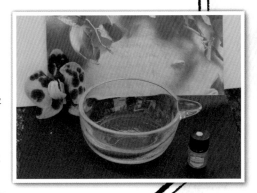

材料
全身トリート
メント用

・ホホバオイル…20㎖
・ネロリの精油…3〜4滴
　（ブレンド時は合計4滴）

作り方

① ホホバオイルをガラス容器に入れ、精油を加える。

＊生理前症候群などで気になった部分に直接手で適量取り、擦り込む。

パチュリ
～化学的な精油～

✄

　自然界にあるとは思えない、化学的な薬品のような香り。濃厚な香りの奥にすっきりとした爽快感が広がってきます。

　闇に一筋の光を見つけたようなイメージが浮かんできます。フローラル系の甘い香りの精油とブレンドするより、樹木や葉などの精油との相性がいいでしょう。

　気持ちを鎮めたい、ゆっくりと過ごしたい、一人で考えたい…と思うとき、ルームフレグランスにしたり、コットンに数滴垂らして枕元に置いて安眠を誘いましょう。

　また、皮膚を再生させて新陳代謝を促進させる作用があるので、日ごろから皮膚に不調のある方、ニキビや肌荒れ、アレルギー性皮膚炎に効果が期待できます。

　リンパの流れを刺激することから、むくみや痔、更年期障害など、体の冷えからくる諸々の症状にも用います。

和　名：パチュリ・パチョリ	産地の例：インド、インドネシア
学　名：*Pogostemon patchouli, Pogostemon cablin*	抽出部位：葉（乾燥）
科　名：シソ科	精油製造法：水蒸気蒸留法
種　類：多年草	

【PRODUCT】

お香

〜アロマテラピー風〜

材料
1個分

・白檀粉末…小さじ1/3
・たぶ粉…小さじ1/3
・水またはエタノール…適量
・パチュリの精油…2滴

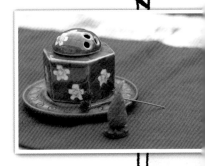

作り方

① ガラス容器または紙コップに白檀とたぶ粉を量り入れる。

② ①に水またはエタノールを、様子を見ながら入れ、全体に混ざり合ったら精油を入れる。

③ 耳たぶよりすこし柔らかめになったら三角錐（三角コーン状）に形作る（乾きづらいので細めに作ると良い）。

④ 白っぽくなるまで乾燥させる。

＊白檀、たぶ粉などはお香専門店で購入できる。

- -

線香

〜精神と肉体の調和に〜

材料
1本分

・桂皮末…小さじ1/3
・たぶ粉…小さじ1/3
・水またはエタノール…適量
・パチュリの精油…5滴

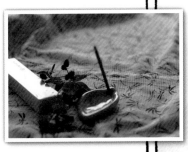

作り方

① ガラス容器または紙コップに桂皮末、たぶ粉を量り入れる。

② ①に水またはエタノールを、様子を見ながら入れ、全体に混ざり合ったら精油を入れる。

③ 耳たぶくらいの柔らかさになったら丸め、板の上で伸ばして棒状にする。

④ 乾燥させる。

35

ヒノキ
〜和の心に触れる〜

　まさに日本人好みの香り。どこか懐かしさを感じます。

　枝葉、心材から抽出しているので、そのものの香りが詰まっていて森林浴をしているよう。森に包まれているような気分で、都会の喧騒を忘れられ、自分本来のペースを取り戻せることでしょう。早すぎる時間の流れをリセットしたいときは、使ってみてください。

　お風呂に数滴入れれば自宅にいながら温泉気分。子供が小さい、親の介護をしている、ペットを飼っている…など、なかなか旅行に行けない方にはぜひおすすめの活用法。旅行に行ったような気分になれます。ちょっとストレスが溜まったり、疲れたなと感じるときにも、ヒノキのオイルのお風呂に入ればリフレッシュできます。皮膚を刺激することがありますので濃度には気をつけてください。

　脱臭効果やカビ・ダニの予防にも役立ちます。また、育毛効果、抗菌作用があるので、男性は、頭皮のマッサージやローションでのケアを試してみてください。

和　名：ヒノキ　　　　　　　　産地の例：日本

学　名：*Chamaecyparis obtusa*　　抽出部位：木部（心材）

科　名：ヒノキ科　　　　　　　精油製造法：水蒸気蒸留法

種　類：高木

【PRODUCT】

バスボム (炭酸入浴剤)

〜手軽にヒノキ風呂〜

材料
大玉、小玉
各1個分

Ⓐ
- ・重曹…50g (大玉)、小さじ2 (小玉)
- ・クエン酸…25g (大玉)、小さじ1 (小玉)
- ・コーンスターチ…25g (大玉)、小さじ1 (小玉)
- ・食塩…25g (大玉)、小さじ1 (小玉)
- ＊重曹・クエン酸・食塩・コーンスターチの割合は2：1：1：1

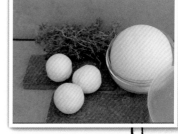

- ・水…適量
- ・小さなおもちゃ…適宜
- ・ヒノキの精油…10滴 (大玉)、2滴 (小玉)

作り方

① ビニール袋の中にⒶを全部入れ、よく混ぜる。

② 露吹きで水をかけ、すぐに混ぜる (水が多すぎると泡立ってしまうので注意)。

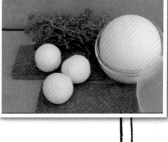

③ ②をくり返し、全体がさらっとしっとりの状態になるようにする。

④ ③に精油を入れ、よく混ぜる。

⑤ カプセルトイなどのような丸くてかたい入れ物にラップを敷き、④を少しずつきっちりと詰め込む (おもちゃなどを入れる場合には、中央に入れる)。

⑥ 半分ずつの容器それぞれに詰めたら、合わせ目は少し盛って、表面に霧吹きで水をかけ、しっかりと閉じる。

⑦ ラップごとそっと取り出し、さらにラップの上からしっかりと包み込む。

⑧ しばらくすると、ガスが出て固まってくる。

＊色付けをする場合は、食用色素を使用する。

フランキンセンス

〜魅惑の香り〜

　甘いレモンのような香りで、まるで果実畑にいるよう。

この香りは、脳がすっきりとしてきて、爽快な気分になります。

そしてその後、なぜかおなかがすいてきてしまいます。

香水や化粧水、ボディクリームに使いたい精油です。

　素敵なアクセサリーと香りを組み合わせてさりげなくフランキンセンスのフレッシュな香りを漂わせれば、魅力度アップ。

　また、仕事や育児疲れで沈んだ気持ちのときは自分のまわりにスプレーしたり、蒸しタオルにオイルを数滴垂らして顔に当ててみてもリラックス効果があり、心のモヤモヤが晴れて、やる気が出てきます。

　お部屋の掃除に使ってみてもいいでしょう。お部屋がフランキンセンスのすてきな香りに包まれて、気持ちが明るくなります。

和　名：ニュウコウジュ、乳香	産地の例：ソマリア、エチオピア、オマーン、イエメン
学　名：Boswellia carterii, Boswellia thurifera	抽出部位：樹脂
科　名：カンラン科	精油製造法：水蒸気蒸留法、有機溶剤法
種　類：低木	

練り香

〜クレオパトラの香り？〜

材料
10㎖容器分

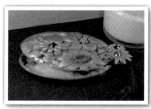

- ミツロウ…1〜2g
- ホホバオイル…6㎖
- フランキンセンスの精油…7〜10滴（ブレンドしても良い）

作り方

① ビーカーなどの耐熱性ガラスにミツロウとホホバオイルを入れ、湯煎をして、溶けたらガラス製の容器に入れる。

② 表面にうっすらと膜ができ、ふちの部分が固まり始めたら、精油を加えて竹串などでよくかき混ぜる。

③ 容器ごとトントンと打ち付けて、中の空気を抜き、冷めてからふたを閉める。作製日や精油などを明記したラベルをつける。

- -

バーム

〜気分もリフレッシュ〜

材料
20㎖
容器分

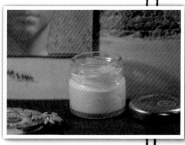

Ⓐ
- スイートアーモンド油…10㎖
- 乳化ワックス…5g
- シアバター5g（気温が高くなったらグリセリンでも可）

Ⓑ
- 芳香蒸留水…7㎖
- フランキンセンスの精油…4滴

作り方

① Ⓐをビーカーなどに入れ、80℃になるまで湯煎する。

② Ⓑをビーカーなどに入れ、80℃になるまで湯煎する。

③ 湯煎からおろして、①を泡立て器で混ぜながら②を少しずつ加えていく。

④ とろみが出て白っぽくなったら精油を入れ、さらに混ぜる。

⑤ 人肌まで冷ましたらガラスの容器に入れ、ラベルをつける。

ベチバー
～人類の原点～

　地中の奥深く、何万年も前から手つかずの土や石などが凝縮されたような香り。

　世の中が便利になり、土や石や草木に触れる機会が少なくなって、自然の中にあるものの香りを忘れていたことに気づかされます。都会で忙しい毎日を送っている人にはブレンドしてほしい精油の一つです。

　人間の始まりや歴史について考えたり、大草原を駆け回る自分が想像できたり。また、自分と縁のある人への感謝の気持ちや思い出がよみがえってきて、そこで同時に自分の存在も深く実感することで、本来の自分に戻ることができるでしょう。そして自分を取り巻く人を大切に思う気持ちが持てれば素敵ですね。

　ラベンダーやジャスミンなど花の精油とのブレンドを試してみてください。

和　　名：ベチベル　　　　　　　産地の例：ジャワ島、インド、ブラジル

学　　名：*Vetiveria zizanioides*　　抽出部位：根

科　　名：イネ科　　　　　　　　精油製造法：水蒸気蒸留法

種　　類：草木

印香

〜カジュアルに作る〜

材料
5〜7個分

・粉末のスパイス（ローズマリー、カルダモン、
　レモンペッパーなど）…大さじ1
・たぶ粉…小さじ1
・ベチバーの精油…2滴
・食用色素各色…適宜
・水…適量

作り方

① 紙コップに粉末のスパイスとたぶ粉を入れ、好みの色素を入
　れる。
② ①を水でのばしながら、ヘラで混ぜる。
③ 手でまとまる固さになったら一度丸め、板の上に置き、手の平で上から
　つぶして平たくする。
④ いろいろな型を使用して形を抜き、乾燥させる。乾燥途中で竹ぐしなど
　で模様を書くと良い。

＊本来ならお香は沈香や
白檀のような香木の粉末
で作るが、よりカジュア
ルに、市販のスパイスと
ベースノートの精油を使
用し、和の物を作製して
みた。

　お香には、線香のよう
にそのまま火をつけて焚
く（薫く）ものと、香炉
に入れ、炭の火を温めて
香りを引き出すものがある。

　印香は後者のタイプで、香炉の中の灰全体が温かくなることによって香り
が立ち上がり、香りも長く保てる。

ペパーミント

～用途はいろいろ～

　鼻から頭に抜けるような爽快感が、やみつきになる精油。

　気持ちを切り替えたいとき、新しいアイデアを出したいときなどに、ひらめきのお手伝いをしてくれます。

　緊張状態の場面でも、落ち着きを取り戻して本来の自分を出せるよう導いてくれます。

　また、鼻づまり、胃の不快感には間違いなしの精油です。そんな理由から、ガムなどの食品や薬品などに多く使われています。

　老若男女幅広く使われている精油ですが、少量で効果を発揮することができるほど強力で刺激が強いので、敏感肌の方、妊娠中の方、乳幼児、高血圧やてんかんの方は使用を控えてください。

　さらに殺菌、消臭の効果もあるので、お掃除アイテムとして有効です。

和　　名：セイヨウハッカ	産地の例：アメリカ、フランス、スペイン
学　　名：*Mentha piperita*	抽出部位：花と葉
科　　名：シソ科	精油製造法：水蒸気蒸留法
種　　類：多年生草木種	

【Product】
除菌・消臭スプレー
〜キッチン回りに〜

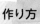

材料
100mlスプレー
容器分

・無水エタノール…20ml
・精製水…80ml
・ペパーミントの精油
　…20滴

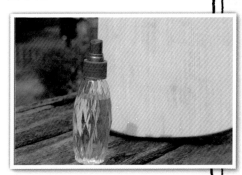

作り方

① スプレー容器に無水エタノール、精油を入れ、よく合わせる。

② 精製水を加え、さらによく混ぜる。

③ 作製日や使用した精油などを明記したラベルをつける。

応急手当
〜すぐに冷やしたいときに〜

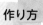

材料
1枚分

・クレイやジェルまたは保冷剤など…10g
・ペパーミント…精油2滴
・コットンやガーゼ、絆創膏やテープなど…適宜

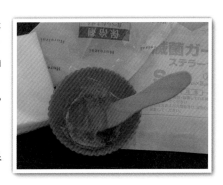

作り方

① 容器にジェルや保冷剤などを入れ、精油を加えてヘラで練る。

② コットンまたはガーゼに塗り、患部に当てて、テープで止める。

＊ 急ぐときは、コットンを水でぬらし軽く絞ったところに直接精油を垂らし、応急処置をする。

ベルガモット
～柑橘系爽快感～

　刺激が少なめの柑橘系の香り。「オレンジやレモンの香りはきついが、少し爽快感を味わいたい」そんなときにおすすめの精油。

　消化器系の不調からくる胃のむかつき、食欲不振、精神的不安や情緒不安定、うつ、落ち込みなど、ストレスを感じるときに効果を発揮します。フランキンセンス、ラベンダー、ベチバーなどとの相性が良い。

　この精油は、帯状疱疹にお悩みの方にもお役立ちできるとされ、ティーツリー、カモミールローマン、ユーカリなどとのブレンドがおすすめ。日々の生活には消臭剤として効果があり、ラベンダー、ペパーミント、サイプレスなどとブレンドすればおしゃれな香りに包まれます。

　高濃度の使用は刺激があるので、肌の弱い方はご注意ください。光毒性も強いので、使用後は日光を避けてください。光毒性の成分「フロクマリン類」を除去した精油もあるので、気になる方はそちらを使用するのが良いでしょう。

和　名：ベルガモット	産地の例：イタリア、モロッコ
学　名：*Citrus bergamia*	抽出部位：果皮
科　名：ミカン科	精油製法：圧搾法
種　類：高木	

【Product】

オーデコロン （FCF＝フロクマリンフリー）

〜光毒性を除去したFCFの精油で〜

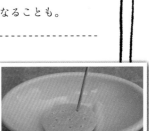

材料
10ml容器分

- 無水エタノール…1〜3㎖ ┐合わせて
- 精製水…7〜9㎖ ┘10㎖に
- ベルガモットの精油（FCF）…4〜20滴

作り方

① ガラスの容器に無水エタノールと精油を入れ、よく振る。

② ①に精製水を加え、さらによく振って合わせる。

③ 作製日や使用した精油などを明記したラベルをつける。

＊FCFではない精油を用いると、日光にあたってしみになることも。

- -

石けん

〜大人の香り〜

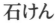

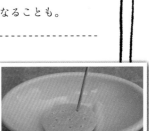

材料
1個分

- メルトアンドポア石けん…100g
- 使用して小さくなった石けん（竹串などで穴をあけておく）…1個
- ベルガモットの精油…10〜15滴

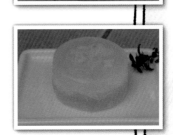

作り方

① メルトアンドポア石けんを小さく切ってビーカーなどに入れ、湯煎する。

② 溶けたら湯煎からおろして、精油を入れ、かき混ぜる。

③ 半分量をシリコンなどの型に入れ、表面が固まったら小さくなった石けんを置き、その上に残りの石けんを流し込む。

④ 固まったら型から外し、風通しの良いところで5〜7日ほど乾燥させる。

ベンゾイン（安息香）

～異世界へ～

　甘く優しい世界へといざなう香り。「安息香」とも呼ばれ、古代では大変珍しい樹木のため、重宝されたそう。古代エジプトの時代から使われてきたことからも、人々に多くの効果をもたらしてきた精油。宗教的儀式にも用いられてきたように、心を落ち着かせ、リラックスさせる効果があります。

　心が尖ってイライラしている毎日を送っている人におすすめの精油。気分を変えてどこかに出かけたくなるような、時間を自分のために使ってみようかと前向きな気持ちにさせてくれます。樹木から抽出されたとは思えない甘く濃厚な香りで、自然のありがたみを感じられます。

　乾燥した肌に効果的で、カサカサかかとや手荒れにお悩みの方は、精油を入れたクリームなどを塗り込むのがいいでしょう。また、鎮静作用があるので、風邪のときなど、ユーカリやラベンダーとブレンドして用いると、喉や気管の違和感が楽になるのを助けます。

　寝る前に香りを部屋に拡散させると緊張がほぐれ、深い眠りを誘います。

和　名：安息香の木、安息香の樹　　産地の例：ラオス、タイ、スマトラ

学　名：*Styrax benzoin*　　抽出部位：樹脂

科　名：エゴノキ科　　精油製造法：有機溶剤法

種　類：高木

【Product】
ハンドクリーム
〜指先までしっとり〜

材料
30㎖容器分

- 植物油（ホホバオイルな
  ど）…20㎖
- ミツロウ…3g
- 芳香蒸留水（ローズ）…7㎖
- ベンゾインの精油…6滴

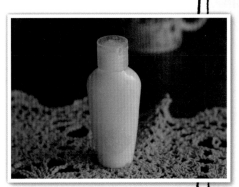

作り方

① ビーカーなどにホホバオ
   イルとミツロウを入れ、
   湯煎する。

② 溶けたら湯煎からおろして、芳香蒸
   留水を注ぎ、手早くかき混ぜる。

③ さらに泡立て器で白っぽくなるまでかき混ぜる。

④ 精油を入れ、容器に移し、作製日や使用した精油などを明記したラベル
   をつける。

入浴剤
〜甘き香りの〜

材料
1回分

- 市販の液体入浴剤（乳白色）…10㎖
- ベンゾインの精油…2〜4滴

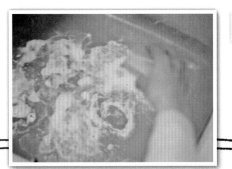

作り方

① 入浴剤を容器に
   とり、精油を入
   れてよく混ぜる。

＊お湯を張ったバスタブに入れ
　て、溶かす。

メリッサ
〜癒しの立役者〜

　レモンバームとしても知られているメリッサ。ウッディーな香りの奥から、柑橘の爽やかでやわらかな香りが広がって、レモン畑にたたずんでいるような気分になる精油。

　沈んだ気持ちを癒す効果は抜群で、ルームスプレーとして利用すれば、就寝前に自分の時間を有意義に過ごせるでしょう。明日に備えて活力がチャージされます。

　ストレスや緊張を感じているとき、不安や憂鬱な気分のとき、パニックやヒステリーなどの心の不調を整えてくれるので、心のモヤモヤが晴れ、自然と笑顔に導かれるような不思議な感覚に包まれます。

　また、レモンのような爽快感が吐き気や消化不良をやわらげたり、慢性的な咳や、皮膚のトラブルを抑えたりする作用もあります。

　精油の抽出量が少ないため、高価な精油として知られています。刺激が強いので、幼児や前立腺肥大、緑内障の症状、また、妊娠中や授乳中の方は使用を避けてください。

和　名：セイヨウヤマハッカ　　　　　産地の例：フランス、アイルランド、ドイツ

学　名：Melissa officinalis　　　　　抽出部位：葉

科　名：シソ科　　　　　　　　　　精油製造法：水蒸気蒸留法

種　類：多年草

【Product】

ハチミツ入りパック

〜気分も晴れやかに〜

材料
1回分

・クレイ（カオリンなど）
　…30g
・ハチミツ…小さじ1/2
・メリッサの精油…1滴

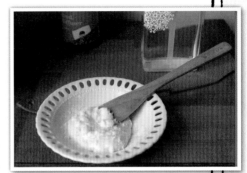

作り方

① 容器にクレイとハチミツを入れ、よくこねる。
② 全体がしっとりとしたら精油を入れ、さらに混ぜる。

＊洗顔後、顔や手に塗って3〜5分おき、ぬらしたコットンで軽く拭き取ってから洗い流す。その後、通常のスキンケアをする。
＊パック剤はその日のうちに使いきること。

贅沢な入浴剤

〜ストレスの緩和に〜

材料
1回分

・ハチミツ…大さじ2
・メリッサの精油…
　1〜5滴

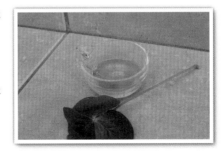

作り方

① 容器にハチミツと精油を入れ、よく混ぜる。

＊使用時は浴槽に入れ、よくかき混ぜる。
＊ハチミツは抗菌作用があり、ビタミン、ミネラルも豊富。保湿も期待できる。

ユーカリ
〜やさしいさわやかさ〜

　ちょうどよくスースーとする感覚で、ミントよりも優しい爽快感のある精油。

　のどがイガイガするときや鼻のムズムズ、気管が狭く感じるときなどに効果的。古くは薬として親しまれたのもうなずけます。風邪の引きやすい冬には、強い味方になってくれます。

　深呼吸をしながら香りを体内に吸い込むことで、頭の中の霧が晴れるようなすっきりとした気分になり、体にたまった重たいものが外に出る感じがして、気分がリフレッシュします。

　花粉症の時期には、ティッシュに精油を含ませてデスクやベッドに置いたりして、花粉症のうっとうしさを軽減させましょう。マスクに垂らすのも効果的。その際は、直接肌に触れない箇所にしてください。

　ユーカリの種類は600種あり、中には石油の代替エネルギー源としても注目されるものもある、期待の精油です。

和　名：ユーカリ、ユーカリの木

学　名：①*Eucalyptus globulus,* ②*Eucalyptus citriodora,* ③*Eucalyptus radiata*

科　名：フトモモ科

種　類：常緑高木

産地の例：①オーストラリア、ポルトガル
　　　　②オーストラリア、南アメリカ
　　　　③オーストラリア、南アフリカ

抽出部位：葉（乾燥した葉）

精油製造法：水蒸気蒸留法

みつろうクリーム
〜鼻の下や胸に塗る〜

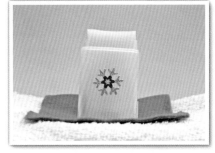

材料
12ml容器分

・植物油（スイートアーモンドオイルまたはホホバオイル）…10ml
・ミツロウ…2g
・ユーカリの精油…3滴

作り方

① 紙コップに植物油とみつろうを入れ、湯煎する。

② みつろうが溶けたら湯煎からおろし、ガラス棒でかき混ぜ、少し置く。

③ 粗熱がとれたら精油を入れる。

⑤ 容器に移し、作製日や使用した精油などを明記したラベルをつける。

＊ホホバオイルは気温が低くなると固まる性質があるので、注意が必要。

マスクに１滴
〜呼吸器にうれしい〜

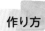

材料
1枚分

・マスク…１枚
・ガーゼ…適宜
・ユーカリの精油１滴

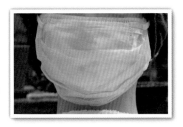

作り方

① マスクに直接、またはガーゼに精油を1滴たらす。

＊くちびるに当たるとしびれることもあるので、精油をつけたあと少しおくか、くちびるに当たらない位置に垂らす。

ラベンダー
～はじめの一歩～

　迷ったときはラベンダー。何にブレンドしても主張しすぎない落ち着いた香りの精油。

　ストレスや疲れがたまっているなぁ…、最近なかなか寝つけない…、やり場のない怒りで毎日イライラする…、考えすぎて頭が痛い…など、そんなお悩みを抱えている方は枕のそばにラベンダーの香りのするアイテムを置いてみてください。ラベンダーの香りに包まれたら、感情が解き放たれ、心の曇りもだんだんと晴れてくるのが感じられるでしょう。

　また、お風呂に数滴たらして入浴しても効果的。心の波を鎮めたいとき、気分が沈んでいるときなど、感情のバランスを整えてくれます。

　冷やす効果もあるので、やけどや肌のトラブルにも使われます。

　ほとんどの香りとの相性が抜群なので、香りのブレンドも楽しめます。お気に入りの香りを作るのも楽しいですよ。

和　名：ラベンダー	種　類：低木
学　名：Lavandula angustifolia, Lavandula vera, Lavandula officinalis	産地の例：フランス、オーストラリア、ブルガリア
	抽出部位：花と葉
科　名：シソ科	精油製造法：水蒸気蒸留法

【PRODUCT】

香り枕

〜寝返りするたびほのかに香る〜

材料
1個分

- ・12×22cmの布…2枚
- ・内袋（お茶パックやガーゼなど）…1枚
- ・乾燥ラベンダーの花がら…100g

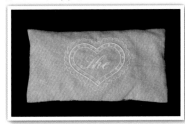

作り方

① 布の3辺を、1cmの縫い代で縫う。
② 内袋にラベンダーの花がらを入れる。
③ ①に②を入れ、残りの1辺を縫って閉じる。

- -

ラベンダースティック

〜たくさん作ろう〜

材料

- ・ラベンダーグロッソ種（茎の長いもの）…5〜11の奇数本
  ＊作る4〜5日前に刈り取るとよい
- ・細い針金…5〜10cm
- ・リボン…30〜50cm

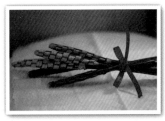

作り方

① ラベンダーは葉を取り除き、花穂の下1cmのところで茎を折る。

② 花穂の高さをそろえ、花穂が内側に、茎が外側になるようにして奇数本をひとつにまとめ、くずれないように先端部分を針金で巻いて留める。

③ どれか一本にリボンを固定し、そこを出発点にして、茎の上、次の枝は茎の下と交互にくぐらせ、何周か巻いていく。

④ 穂先全部を巻き終えたら、茎の束を一周させて、ちょうちょ結びをする。茎ははさみで長さを切りそろえる。

レモン
〜 KING OF 柑橘 〜

　精油だけではなく、果実は料理にも使えるありがたい植物。

　胃のむかつきには、ペパーミントと並ぶ効果上位の精油。

　また、リフレッシュするのにも適していて、勉強中や仕事中の集中力低下時には、脳を刺激するのに一役かってくれます。

　血液やリンパの流れを促進し、体を温めてくれるので、冷えからくる足のむくみや疲れにはオイルでマッサージするのが良いでしょう。

　抗菌作用もあるので、室内芳香として用いれば、風邪やインフルエンザ、感染症の予防にも役立ちます。

　ティーツリーとの相性もよく「レモンティーツリー」として精油も市販されているほど。

　脂性の方のお手入れにもおすすめで、ヘアケアやデオドラントに、好きな香りの精油を組み合わせてお気に入りのブレンドを作ってみては。光毒性があるので、使用にはご注意ください。

和　名：レモン	産地の例：イタリア、アメリカ、スペイン
学　名：*Citrus limon*	抽出部位：果皮
科　名：ミカン科	精油製造法：圧搾法
種　類：高木	

電子レンジのにおい消しとお掃除

〜スッキリさっぱり〜

材料
1回分

・水…50mℓ
・レモンの精油…2滴

作り方

① 容器に水と精油を入れる。

＊電子レンジ中央に置き、1分加熱する。その後、ウエット
　ティッシュなどで電子レンジの内側全体を拭き取る。

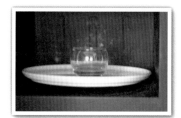
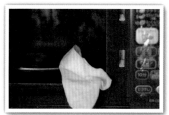

クレンザー

〜シンクの油汚れにさわやか〜

材料
1回分

・重曹…20g
・レモンの精
　油…2滴

作り方

① 容器に重
　曹と精油
　を入れる。

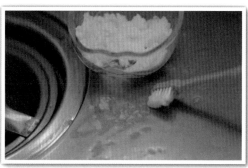

＊ 歯ブラシなどにつけ、
　シンクやレンジの油汚れをこすり落とす。

レモングラス
〜キュートな香り〜

　とてもポピュラーな精油。レモンではないのに、レモンの香りがする不思議な植物。成長が早く、暑い地方に多く生育するので、力強さを感じます。

　胸やけ、胃痛、食欲不振などストレスが原因で体調に異変を感じたとき、さわやかな香りが症状をやわらげてくれます。

　緊張をやわらげたり、肩こりにも効果的。また、すっきりとした香りでカーフレグランスにもおすすめです。

　さらに、抗菌、消臭の作用から、キッチンまわりの使用は多岐にわたります。

　気になる発汗や体臭の予防にもなるので、夏のボディローションなどにブレンドするとデオドラント効果も。皮膚に刺激があるので、敏感肌の方は注意が必要です。

　また、眼圧を上げる作用があるので、緑内障の方の使用は避けてください。

和　名：レモンソウ、レモンガヤ

学　名：*Cymbopogon citratus, Cymbopogon flexuosus*

科　名：イネ科

種　類：多年草

産地の例：ベトナム、インドネシア、スリランカ

抽出部位：葉

精油製造法：水蒸気蒸留法

カーペットのお掃除に

〜消臭・抗菌作用も〜

材料
片手で持てる
大きさの容器分

・塩…200g
・重曹…200g
・レモングラスの精油…20滴

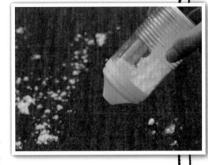

作り方

① 容器に塩、重曹、精油を入れ、よく混ぜる。

＊乾燥した天気の良い日に、カーペット全体に振りかけ、しばらくおき、その後掃除機をかける。汚れの強い部分には多めに振りかけると良い。

虫よけスプレー

〜ペットにも〜

材料
20ml容器分

・無水エタノール…3㎖
・精製水…17㎖
・レモングラスの精油…1滴

作り方

① スプレー容器に無水エタノールと精油を入れる。
② ①にさらに精製水を入れ、よく混ぜる。
③ 作製日や使用した精油などを明記したラベルをつける。

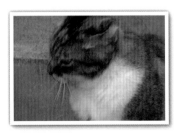

ローズアブソリュート

～ QUEEN OF OIL ～

上品な女性の雰囲気を醸し出す、華やかさのある香り。

鬱々としたとき、花畑に来たような、夢見心地でどんどん深く甘い世界に引き込まれていく感覚で、例えば新しいアイデアを生み出したいときなどに効果が発揮できそう。心が満たされ、パワーが充電状態で多幸感に包まれます。

月夜を想像させる、どこかロマンに溢れる魅惑的な精油。

普段、仕事に追われて忙しくしている方にはぜひ試していただきたい精油です。心がやわらかくなる感覚に気付けるかもしれません。

一瞬、少しクセのある香りだと思うかもしれませんが、だんだんとローズの魅力にはまってしまうでしょう。

大小さまざまな日々の我慢や恐怖、ストレスに向かい合っているとき、ルームスプレーなどで活用してみてください。

妊娠初期は使用を避けてください。

和　名：セイヨウバラ、バラ	産地の例：ブルガリア、モロッコ
学　名：*Rosa centifolia, Rosa damascena*	抽出部位：花
科　名：バラ科	精油製造法：有機溶剤法
種　類：低木	

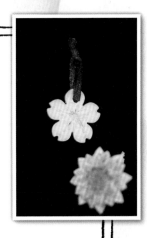

【Product】
ストーン
〜お部屋でゆったり芳香浴〜

材料
1個分

・焼石膏の粉…10g
・水…3mℓ
・ローズアブソリュートの精油…1 〜 3滴
・色づけ用絵の貝…適宜

作り方

① 焼石膏の粉に水を少しずつ入れ、混ぜ棒で均一に混ぜる。
② 粘性が出てきたら、型に静かに流し込む。
③ 色付けは、先に型に色を入れ込む、全体に色付ける、へらを
　　使ってゆっくりと動かしてマーブル状にするなど、お好みで。
④ 乾燥したら、穴にリボンやひもを通す。

＊ 型に穴がない場合は、ストローを固定してから液を流す。

バラ石けん
〜女王様のかおり〜

材料
1個分

・メルトアンドポア石けん素地（クリ
　ア）…50g
・食用色素（赤）…適量

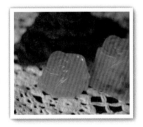

・ローズアブソリュートの精油…5滴（重くて出
ないときはスポイトを使用。その場合は10滴）
・石けん型（バラ型）…1個

作り方

① ビーカーなどに石けん素地を入れ、湯煎して溶かす。
② 湯煎からおろし、食用色素の赤を入れて好みの色にする。
③ 粗熱がとれたら精油を入れて混ぜ、石けん型に入れる。
④ そのまま1時間ほどおき、型から出す。風通しの良い場所で5 〜 7日、
　　ときどき表面の水滴を拭き取りながら乾燥させる。

ローズウッド
～薔薇ではなく木～

「ウッド」と名がつきながら、フローラルな香りを醸し出す、木から抽出される不思議な精油。まわりが花びらに囲まれたかのような、やさしい女性的な雰囲気に包まれます。

　リラックスしたい日は、アロマバスとしてバスタブに数滴垂らして、疲れを癒しましょう。ブレンド力が高く、パルマローザ、イランイラン、フランキンセンスなど…、ほとんどの精油と相性が抜群です。

　皮膚への刺激が少ないため、強い香りが苦手な方にも安心です。安全性も高いので、希釈して妊産婦や子どもにも使用が可能。柔軟剤代わりとして使えば、市販の柔軟剤にはない自分だけの香りを作ることができます。

　また、ヘアケア、スキンケアには欠かせず、肌のトラブル対策にも効果的です。

　女性特有の情緒不安定によるイライラがあるときなどに、自分を取り戻すアイテムとしてお使いください。

和　名：シタン	産地の例：ブラジル
学　名：*Aniba rosaeodora*	抽出部位：木部
科　名：クスノキ科	精油製造法：水蒸気蒸留法
種　類：高木	

郵 便 は が き

１６０-８７９１

141

東京都新宿区新宿１−10−1

(株)文芸社

愛読者カード係 行

ふりがな お名前			明治　大正 昭和　平成	年生　歳
ふりがな ご住所	□□□-□□□□			性別 男・女
お電話 番　号	（書籍ご注文の際に必要です）	ご職業		
E-mail				
ご購読雑誌（複数可）			ご購読新聞	新聞

最近読んでおもしろかった本や今後、とりあげてほしいテーマをお教えください。

ご自分の研究成果や経験、お考え等を出版してみたいというお気持ちはありますか。

ある　　　ない　　　内容・テーマ（　　　　　　　　　　　　　　　　　　　　　）

現在完成した作品をお持ちですか。

ある　　　ない　　　ジャンル・原稿量（　　　　　　　　　　　　　　　　　　　）

書 名	

お買上 書 店	都道 府県	市区 郡	書店名					書店
			ご購入日		年	月	日	

本書をどこでお知りになりましたか?
　1.書店店頭　2.知人にすすめられて　3.インターネット(サイト名　　　　　　)
　4.DMハガキ　5.広告、記事を見て(新聞、雑誌名　　　　　　　　　　　)

上の質問に関連して、ご購入の決め手となったのは?
　1.タイトル　2.著者　3.内容　4.カバーデザイン　5.帯
　その他ご自由にお書きください。
　(　　　　　　　　　　　　　　　　　　　　　　　　　　　　　　)

本書についてのご意見、ご感想をお聞かせください。
①内容について

②カバー、タイトル、帯について

【PRODUCT】
バスソルト
〜ゆったりお風呂時間〜

材料
1回分

・天然塩・岩塩（ボリビア産ローズソルトなど）…40g
・ローズウッドの精油…4滴
・さくらの花の塩漬け…1個

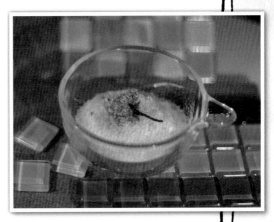

作り方

① 容器に塩と精油を入れてまぜ、サクラの花を飾る。

＊バスタブにお湯を張り、入れてよく混ぜる。

アイケア
〜やさしい香りで〜

材料
10㎖容器分

・ホホバオイル…5㎖
・芳香蒸留水（ローズ）…5㎖
・ローズウッドの精油…1滴
・アイケアシート…2枚

作り方

① ビーカーなどにホホバオイルを量り入れ、精油を入れて、よく合わせる。
② ①に芳香蒸留水を少しずつ加えながら混ぜる。
③ 容器に入れ、作製日や使用した精油などを明記したラベルをつける。

＊よく振り、アイシート全体がぬれるまでつけ、目元に密着するように貼る。
　2〜3分、シートが乾かない程度までおく。

ローズオットー
〜女王気分に〜

　とろけるような甘く妖艶でエレガントな香り。まさしくバラの香り。どんどん深い世界に引き込まれるような感覚になります。時間がとまってしまうような、まったりと濃度が感じられる香りが、女性的なイメージ。

　日常的な流れを変えたいとき、いつもの自分と違う自分になれるような、不思議な力のある精油。ホルモンバランスや自律神経の調整に役立つことから、更年期の不調や生理不順、ストレス緩和に作用します。

　スキンケアとして老化、乾燥、アンチエイジングにも最適で、中世では不老長寿、若返りの薬として重宝されたほど。

　細胞を修復する作用があり、傷や皮膚炎、湿疹などにも効果的です。長い間、女性の心に幸福感をもたらし、体と肌を守ってきた精油と言えます。

　マッサージに適していて、ローズの香りに包まれた贅沢な時間と空間を味わえ、マッサージ後は心と身体の変化に気づくでしょう。

　妊娠中、授乳中の使用は避けてください。

和　名：バラ	産地の例：ブルガリア、モロッコ
学　名：*Rosa damascena*	抽出部位：花
科　名：バラ科	精油製造法：水蒸気蒸留法
種　類：低木	

【PRODUCT】
ローズのオーデコロンとパフューム
～エレガントをまとう～

材料
10㎖容器分

オーデコロン
- 無水エタノール…1～3㎖ ⎫ 合わせて
- 精製水…7～9㎖ ⎭ 10㎖にする
- ローズオットーの精油…4～20滴

パフューム
- 無水エタノール…6～9㎖ ⎫ 合わせて
- 精製水…1～4㎖ ⎭ 10㎖にする
- ローズオットーの精油…30～50滴

作り方

オーデコロンとパフューム
① 容器に無水エタノールと精油を入れ、よく振る。
② 精製水を加え、さらに振って合わせる。

＊香りの強さは無水エタノールや精油の量で調節する。

無水エタノール、精製水、精油の配合表

オーデコロン

香り	弱い―――		―――強い
無水エタノール	1㎖	2㎖	3㎖
精製水	9㎖	8㎖	7㎖
精油	4滴	12滴	20滴

パフューム

香り	弱い―――			―――強い
無水エタノール	6㎖	7㎖	8㎖	9㎖
精製水	4㎖	3㎖	2㎖	1㎖
精油	30滴	37滴	44滴	50滴

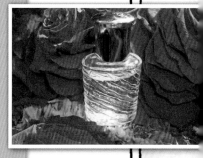

ローズマリー
～元気を出して～

　一般的なさわやかな香り。空気清浄＋芳香にベストな精油。スーッとする感じだけではなく、花の甘い香りと葉の植物的な香りがマッチした心地よさがあります。

　やる気が失せ、なんとなく体の不調を感じるとき、精油をコットンにしみこませたり、スプレーにして部屋に撒いたり、ストーンに垂らして枕元に置いて寝ると、安眠の効果があります。

　万人受けする香りなので、ヘアオイルやせっけんを作るときにはおすすめの精油です。心と体のリフレッシュを助けてくれるので、うまく活用すれば毎日の生活に役立つ精油として活躍してくれます。

　ローションとして使用する場合は皮膚に刺激があるので、敏感肌の方は使用を避けてください。

　また、葉は料理をするときに、肉の臭み取りとして力を発揮してくれます。ただし、入れすぎには注意してください。

和　名：マンネンロウ

学　名：*Rosmarinus officinalis ct.*（ケモタイプ）
　　　　①*camphor* ②*cineole* ③*verbenone*

科　名：シソ科

種　類：常緑低木

産地の例：①フランス　②モロッコ、チュニジア　③コルシカ島、スペイン

抽出部位：花と葉

精油製造法：水蒸気蒸留法

【PRODUCT】
ハーブチンキ
〜用途いろいろ〜

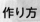
材料
200ml容器分

- 無水エタノール…80ml
- 精製水…120ml
- ローズマリーのドライハーブ
  （砕いても良い）…30g

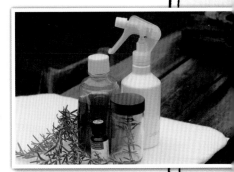

作り方

① 熱湯消毒したガラス瓶に無水エタノールと精製水を入れ、ドライハーブを漬け込む。

＊無水エタノールと精製水の代わりにアルコール度数40度ほどのウオッカを使用しても良い。

- -

ブラッシングスプレー
〜つややかな髪に〜

材料
200ml容器分

- ローズマリーアルコール抽出液（ハーブチンキ）…10ml
- 芳香蒸留水または精製水…90ml
- 椿油またはホホバオイル…5ml
- ローズマリーの精油…5滴

作り方

① スプレー容器に椿油またはホホバオイルを入れる。

②①に精油を入れ、よく混ぜ合わせる。

③②にハーブチンキ、芳香蒸留水または精製水を量り入れ、よく振る。

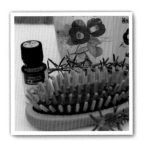

＊頭皮のかゆみや毛のからみに、髪全体にスプレー後にブラッシングする。

65

【COLUMN】 ～精油をブレンドしてみよう～

① 目的やテーマに応じて、花束のような香り、海の香りなど、香りのイメージを思い描く。

② イメージに合う好みの精油を2～4種類選ぶ。

③ 精油の種類の数だけムエット（試香紙）を用意し、1枚に1滴ずつ精油を垂らす。

④ ムエットを扇状に持ち、鼻の前で軽く振り、香りを確認する。その際、ムエットを足したり外したりして、イメージに合った組み合わせを決める。

⑤ メインの精油、補助の精油を決め、それぞれの滴数の割合を決める。例えば全部で10滴なら、メインの精油A5滴、補助の精油B3滴、精油C2滴など。

＊慣れてきたら、香調や香りの持続性、香りの強弱なども考慮して行う。

・香調…香りの系統のこと。代表的なものはフローラルノート、フルーティノート、ウッディノート、グリーンノート、シトラスノート、オリエンタルノート、スパイシーノートなど。

・香りの持続性…香りの揮発速度による。トップノートは、揮発速度が速く、20分程度で香りが消える。ミドルノートは、4時間くらい香りが持続する。ベースノートは、揮発速度が遅く、6時間経過しても香りが残る。

・香りの強弱…ほのかに香るものから香りの強いものまである。滴数の組み合わせを考えるときに考慮すると良い。

　組み合わせによっては香りが引き立ったり、まろやかになったり、逆にきつくなったりなどするので、楽しみながらいろいろと試してみる。

エタノールと精油の濃度

	精油の濃度	エタノールの濃度
オーデコロン	基材の量の2～10%	10～30%
パフューム	基材の量の15～25%	60～90%
練り香	精油濃度は5～10%	
パウダーフレグランス	精油濃度は2～5%	

CHAPTER 2

アロマテラピーの
基礎知識

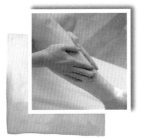

～わたしはみつばち～

わたしはミツを採るためにたくさんの植物と仲良しだけれど
植物は移動ができないので、身を守り、子孫を残すために
精油を作り出しています。
わたしはその良い香りに誘われてミツを採りに花から花へ
移動しているのです。そうすると植物は受粉ができて、
おたがいにとても良い関係なのです。
精油は人間とも良い関係ができるんですよ。
そのことをわたしが、わかりやすく案内しますね。

Part.01

知ってる？
アロマテラピー

～アロマテラピーは 古代からある芳香療法～

　アロマテラピーは、花やハーブなどの芳香植物の香りを使って心身の不調を整え、健康や美容に役立てる自然療法です。

　アロマテラピーという言葉は、フランス人化学者ルネ＝モーリスガットフォセ（1881 ～ 1950年）がフランス語のaroma（香り）とthérapie（療法）を合わせた造語です。

　古くから医術、呪術や占星術に薬用植物が使われ、ミイラ作りには欠かせず、キリスト誕生時には黄金と同等に捧げられたという記述が残っています。

　古代エジプトでは女王クレオパトラ（BC.69 ～ BC.30年）が樹木の幹からにじみ出る樹脂のフランキンセンスを隣国のソマリアから取り寄せていたといわれています。現代のわたしちもそれを精製し、精油として使用しているのです。

～芳香植物とその使い方～

　芳香植物は、ハーブや薬用植物と呼ばれています。ゆずや山椒、コショウなどのスパイス類は、わたしたちの生活に根づい

ています。

　使い方としては、香りの拡散、吸入、クラフト作りなど。また、精油をキャリアオイル（植物油）で希釈したもので行うトリートメント（マッサージ）は、心身のバランスを整えます。

　さらに最近では、認知症予防のひとつとして、その香りで嗅覚に働きかける方法が実践されています。

〜香りの正体〜

　香りの正体は、精油（エッセンシャルオイル＝E.O）と呼ばれ、植物の中のたくさんの芳香成分の混合体で、成分のひとつひとつが薬理的な作用をもちます。

　精油は、植物にとって以下のような役割があります。

①昆虫誘引と忌避

②捕食者からの防御

③細菌・ウイルスからの防御

④癒傷

⑤他の植物の成長・発芽等の抑制

⑥乾燥の予防

⑦植物体内での生理活性

　また、精油は、わたしたちにはその種類によって、以下のような作用があるといわれています。

◎期待できる精油の作用

　強壮作用、去痰作用、抗ウイルス作用、抗菌作用、

　抗真菌作用、殺菌作用、収れん作用、消化促進、

食欲増進作用、鎮静作用、鎮痛作用、保湿作用、ホルモン調整作用、虫よけ作用、免疫賦活作用、利尿作用など。

そして、精油がわたしたち人間の心身に作用するしくみには、次の2つの経路があります。

◎心身への作用の経路

①嗅覚（鼻）から脳へ作用する。

②触覚（皮膚など）から身体へ作用する。

〜精油の特性〜

精油には以下のような特性があります。

・水に溶けにくい。

・アルコール、油脂によく溶ける。

・揮発性の芳香物質。強い香りを持ち、すぐに空気中に蒸発する。

・主成分は、炭化水素類、アルコール類、アルデヒド類、エステル類などの有機化合物。

・分子量が小さい。

・様々な薬理的な作用をもつ。

・精油成分は光、熱、酸素によって変化し、劣化する。

～精油の抽出法～

　精油は、植物の花、葉、果皮、果実、心材、根、種子、樹皮、樹脂などの部位から抽出できます。

　多くの精油が水蒸気蒸留法で製造されていますが、圧搾法、繊細な花の香りを得るのに揮発性有機溶剤抽出法も使われています。近年では超臨界流体抽出法という手法もありますが、高価な装置が必要なので一般的ではありません。

～精油の保管方法と使用期限～

　精油は遮光性のガラスビンに入れ、冷暗所に立てて保管し、開封後1年以内を目安に使用します。とくに柑橘系の精油は早めに使用し、使用時には劣化していないか、香りの確認をするようにします。

～安全に使うための注意点～

　精油を使用するときには、以下の点に気をつけましょう。

・原液を皮膚につけないようにする。希釈（薄める）して使用し、使用前にはパッチテストで皮膚に異常をきたさないかを確認すると良い。

・光毒性（強い紫外線に反応し、皮膚に炎症を起こす）をもつ精油や、皮膚を刺激する（皮膚組織や末梢血管を直接刺激し、炎症、紅斑、かゆみなどの反応を起こす）精油に注意する。光毒性のある精油→グレープフルーツ、ベルガモット、レモ

ンなど柑橘系。

皮膚を刺激する精油→イランイラン、ペパーミント、ユーカリ、ブラックペッパーなど。

・飲用しないように、また、目に入れないようにする。もしも入ってしまった場合には、大量の水で口の中や目を洗い流し、速やかに医師の診察を受けること。

・子どもやペットの手の届かない場所に保管する。

・３歳未満児には芳香浴以外は行わないようにする。

・妊娠中や治療中、処方薬を飲んでいる方は、医療機関に相談したうえで使用する。

・お年寄りや幼児、既往歴のある方は、少量から試す。

・火気に注意する。引火性があるので、使用する場所や周辺に注意する。

～精油の滴数の計算方法～

例えば１％濃度のトリートメントオイル50㎖を作る場合、精油は何滴必要でしょうか（精油は１滴が約0.05㎖滴下のドロッパービンの場合）。

まずは、植物油50㎖の１％を計算して出す。

$$50㎖ × 0.01 = \underline{0.5㎖}$$

これを0.05㎖（１滴）で割ると

$$\underline{0.5㎖} ÷ 0.05㎖ = 10滴$$

10滴必要です。ちなみに下線の部分が一緒なのでまとめると

$$\frac{50\text{ml} \times 0.01}{0.05\text{ml}} = 10滴 \quad となり、さらに \quad \frac{50\text{ml}}{5\text{ml}} \quad となり、$$

作製物全体量を５で割れば１％濃度の精油の滴数がわかります。

　または、精油１滴で５mlの作製物ができるので、50mlの作製物だと10倍なので、精油も10倍にして10滴と計算する方法もあります。

〜精油の使用量の目安〜

・芳香浴法　　１〜５滴

・沐浴法

　　　　→全身浴法　　バスタブに１〜５滴

　　　　→部分浴法　　洗面器やポリバケツに１〜３滴

・吸入法　　１〜３滴

・セルフトリートメント法

　　　　→ボディへの使用　　１％以下

　　　　→顔への使用　　0.1〜0.5％以下

・湿布法　　１〜３滴

・手作り化粧品

　　　　→ボディへの使用　　１％以下

　　　　→顔への使用　　0.1〜0.5％以下

～基材の種類～

　基材とは、精油を安全な濃度に希釈（薄める）するときに使う材料のことです。

・植物油（キャリアオイル、ベースオイル）

　スイートアーモンドオイル、オリーブオイル、マカデミアナッツオイル、ホホバオイルなど。

　おもにトリートメントやクリームを作るときに使用する。

・水溶性の基材

　精製水、蒸留水、飲料水、芳香蒸留水など。

　おもにスプレー類、ローションなどを作るときに使用する。

・その他

　無水エタノール、グリセリン、重曹、クエン酸、クレイ、天然塩、ハチミツ、ミツロウ（ビーワックス）など。

　これらはアロマショップや薬局などで購入できます。

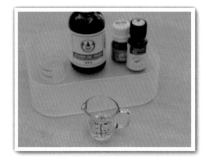

Part.02

手 & 足
セルフトリートメントの方法
うっとり・すっきり

〜アロマテラピーは
古代からある芳香療法〜

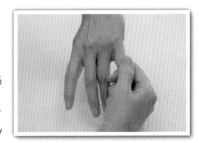

　自分の好きな香りの精油、あるいは目的に合わせた精油とキャリアオイルを使って、セルフトリートメントを行いましょう。手足に触れてみて初めて気づくこともあるでしょう。また、続けることで、さまざまな変化を感じられることでしょう。

〜精油とキャリアオイルを用意〜

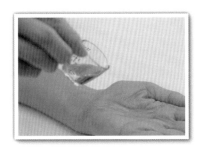

　　　　　両手両足のセルフケアで、キャリアオイル5㎖、精油1滴を使用します。手のひらに適量をとったら、手の熱で温めてから、使用していきます。両手のセルフトリートメントで2㎖、両足のセルフトリートメントで3㎖が使用量の目安です。途中、手にひらや指が滑りにくくなったら、オイルを足していきます。

手の セルフ トリートメント

爪

うっとり

　左右どちらの手から始めても、親指からでも、小指からでもかまいません。　＊ここでは小指から始める方法で紹介しています。

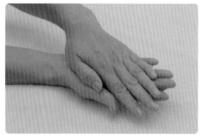

❶オイルを手にとって温めたら、手の甲、手のひら、手首まで塗り広げる。

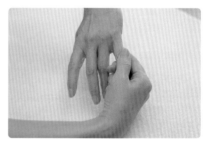

❷手の甲を上に向けて、親指を用いて、指（小指）1本にらせんを描くようにしながら、指の付け根から指先へ移動する。

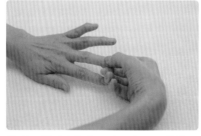

❸爪の側面を親指の腹でなで、最後に爪母（爪のつけ根）を押す。

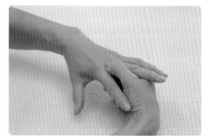

❹そのまま指のつけ根まで滑らせ、指と指の間を押したら、❶～❹の手順を次の指にも順番に行っていく。

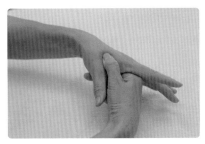

❺親指も終わったら、つけ根の合谷の
ツボを押す。

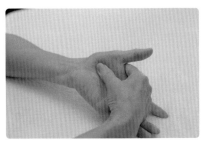

❻手を裏返して親指の付け根をいった
りきたりしながら

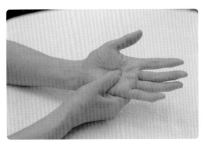

❼老宮のツボを押す。

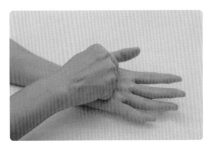

❽げんこつでぐりぐりと押す。

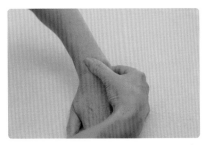

❾手の甲に返して、手首をくりくりと
押す。そのまま肘までさする。

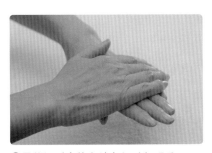

❿最後に手全体をやさしくなでる。

＊同じように、もう片方の手も行う。

足 の セルフ トリートメント

すっきり

左右どちらの足から始めても、親指からでも、小指からでもかまいません。

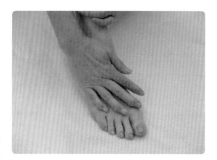

❶オイルを手にとって温めたら、足の指、かかと、ふくらはぎまで塗り広げる。

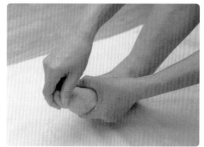

❷指1本1本を、付け根から回す。

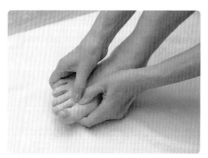

❸各指のつけ根を強めにさする。

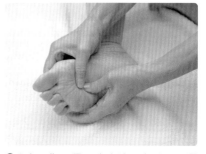

❹2本の指で足の裏を強くさすり、湧泉のツボを押す。

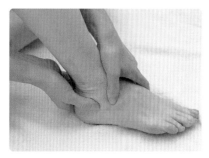

❺くるぶしのまわりをくるくると押す。

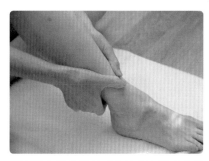

❻両手のひらでふくらはぎを包むように持ち、

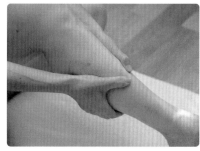

❼やや圧をかけながら上へ引き上げる。

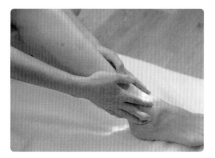

❽膝まわりを軽くさすりながら、手を足首にまで戻す。

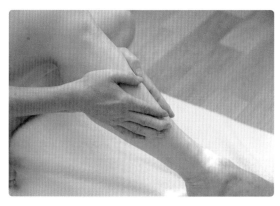

❾ ❻〜❽をさらに2回くり返し、最後に全体をやさしくさする。

＊同じように、もう片方の足も行う。

著者プロフィール

由田 緑（よしだ みどり）／著

千葉県出身。
幼少より虚弱体質のため「健康になれる方法」を日頃より模索。アロマ
マッサージに出合い、その奥深い魅力を発見し、アロマオイルのスクール
に通い始める。スクールの講師である窪田康子氏のもと、執筆を始める。

窪田 康子（くぼた やすこ）／監修

AEAJアロマテラピーインストラクター
AEAJアロマセラピスト

写真／窪田 康子、窪田 正樹
挿絵／白幡 美幸
布小物制作／井上 徳美

ボディメンテナンス アロマ
こころとからだを癒す 30 のアロマ

2023年 3 月15日　初版第 1 刷発行

著　者　由田 緑
監　修　窪田 康子
発行者　瓜谷 綱延
発行所　株式会社文芸社
　　　　〒160-0022 東京都新宿区新宿 1 － 10 － 1
　　　　　　　　電話 03-5369-3060 （代表）
　　　　　　　　　　 03-5369-2299 （販売）

印刷所　図書印刷株式会社